PASCALE LECONTE

BRUXISME GUÉRISON

Guide pratique pour guérir du bruxisme

© 2024 Pascale Leconte
Édition : BoD · Books on Demand, 31 avenue Saint-Rémy,
57600 Forbach, bod@bod.fr
Impression : Libri Plureos GmbH, Friedensallee 273,
22763 Hambourg (Allemagne)
ISBN : 978-2-3225-2606-2
Dépôt légal : Mai 2024.

INTRODUCTION

Le bruxisme est une parafonction des muscles de la mâchoire.

La « parafonction » signifie toutes les « habitudes », les réflexes, les mouvements inconscients qui nuisent au bon fonctionnement de l'organisme.

Dans le cas du bruxisme, cette parafonction nuit aux gencives et aux dents qui s'usent et s'abîment plus vite que la moyenne en raison d'une pression constante et puissante durant le sommeil.

Cette pression peut se faire par un frottement horizontal, ce qui entraîne des « bruits » de grincements de dents pendant la nuit. Ces sons nocturnes peuvent être dérangeants, voire effrayants pour la personne qui partage le lit de celui atteint de bruxisme.

Cette pression musculaire peut aussi s'effectuer de manière verticale. Dans ce cas, la mâchoire supérieure et la mâchoire inférieure (la mandibule) se serrent l'une contre l'autre, sans mouvement latéral mais avec une telle force que l'émail des dents finit par se fendiller, ce qui engendrera des caries.

En outre, les muscles de la mâchoire, poussés à l'extrême sans relâche, s'épuisent et se contractent de plus en plus. Ce qui peut causer un blocage de l'articulation de la mâchoire, des douleurs aux gencives, une grande fatigue musculaire et physique en général car le corps ne parvient pas à se relaxer lors des moments de repos.

Ainsi, lorsque vous aurez bien avancé sur le chemin de la guérison du bruxisme, vous retrouverez un gain d'énergie ! Jusqu'à présent, vous ignoriez pourquoi vous vous réveilliez fatigué alors que votre sommeil semblait long et profond… Maintenant, vous comprenez qu'une grande partie de votre précieuse énergie était utilisée durant la nuit, lorsque les muscles de votre mâchoire se contractaient en raison du bruxisme.

LE BRUXISME

DÉFINITION DU BRUXISME

Le bruxisme est un mouvement inconscient et répétitif de la mandibule (l'os de la mâchoire inférieure), durant le sommeil.
Il existe quelques cas de bruxisme d'éveil.
Le mouvement peut être latéral ou vertical.
Le diagnostic du bruxisme est indirect car il se fait par l'observation des conséquences que ce bruxisme nocturne engendre sur les dents, les gencives, les muscles maxillo-faciaux et l'articulation temporo-mandibulaire (ATM)…

PLUSIEURS SORTES DE BRUXISME

- **Le bruxisme d'éveil** : la contraction des mâchoires inférieures et supérieures se fait quand la personne est éveillée. Dès qu'elle s'en rend compte, elle peut décider d'arrêter cette tension maxillaire.

Ainsi, ce bruxisme reste sous contrôle et ne cause pas de problèmes dentaires. À condition que la personne soit consciente de cette contraction et qu'elle pense à l'arrêter dès que la contraction se présente.

- Dans **le bruxisme du sommeil**, soit vos mâchoires font des **mouvements latéraux**. Cela crée alors un grincement de dents durant la nuit. Ce symptôme peut être repéré par la personne qui partage vos nuits car vous grincez plus ou moins fort des dents lorsque vous êtes endormi.

Il s'agit alors d'un bruxisme latéral. L'usure excessive de vos dents est visible sur les incisives dont l'extrémité devient lisse et se raccourcira si le bruxisme persiste durant des années.

- Soit vous serrez les dents de **manière verticale**, sans mouvements latéraux.

Dans ce cas, l'usure se crée sur les molaires et prémolaires, de manière accélérée par rapport à la normale. Cela engendre un nombre accru de caries et l'apparition fréquente d'abcès dentaire.

LES CAUSES

Plusieurs causes peuvent engendrer le bruxisme :

- **Le stress.** Plus une personne est sujette au stress, à un mode de vie angoissant et éprouvant, à des traumatismes physiques et émotionnels non gérés, plus la probabilité que cette personne souffre de bruxisme est élevée. Le rythme de vie effréné de la société moderne et occidentale est propice au développement du bruxisme.
Environ un adulte sur dix en est atteint.

- **Une déglutition atypique.** Une déglutition salivaire infantile qui n'a pas évolué vers une déglutition mature d'adulte, associée ou non à une respiration buccale, au lieu de la respiration nasale. Nous traiterons de ces sujets capitaux dans les chapitres de la « respiration nasale » et du positionnement correct de la langue.

- L'utilisation de certains **antidépresseurs**.

- L'utilisation de certaines **drogues**, telles que l'ecstasy ou la méthamphétamine.

LES CONSÉQUENCES

- Les dents seront plus cariées que la moyenne de la population, malgré une très bonne hygiène dentaire. La pression nocturne fendille l'émail et les caries s'installent beaucoup plus vite.
L'usure de l'extrémité des dents sera aussi intensifiée avec le mouvement horizontal, répétitif et quotidien du bruxisme latéral.
Les pointes des canines peuvent aussi être cassées.

- Des problèmes parodontaux (des gencives), tel que le déchaussement des dents.

- Des abcès dentaires à répétition.

- Une mauvaise occlusion dentaire. Chaque nuit, la contraction excessive engendrée par le bruxisme, fragilisera la mandibule et la mâchoire supérieure.
À terme, cela peut générer des troubles de l'occlusion dentaire tels que des blocages de l'articulation maxillo-faciale, des douleurs, des problèmes de mastication, des claquements sonores à l'ouverture de la bouche, des tensions extrêmes qui limitent l'ouverture de la bouche…

- Au réveil, des douleurs et raideurs musculaires au niveau de la mâchoire, voire des vertèbres cervicales. Une fatigue générale due à ces efforts nocturnes.
Ces douleurs, partant de la mâchoire, peuvent irradier à la tête, la nuque, les épaules et même le haut du dos.

- Trouble de la convergence visuelle. Il y a trouble de la convergence visuelle quand les yeux ne parviennent pas à effectuer tous les mouvements habituels (tels que loucher ou suivre un objet de près à loin). Dans ce cas, plusieurs séances d'orthoptistes seront nécessaires pour rétablir une bonne mobilité visuelle.
La mobilité visuelle n'est pas la même chose qu'une vision nette qui, elle, se contrôle chez un opticien et peut s'améliorer en effectuant des séances de « yoga des yeux ».
C'est donc un problème musculaire de motilité oculaire et non de netteté de la vision. Un ou plusieurs des six muscles de chaque œil manquent de souplesse ou sont trop faibles.

- Les troubles de l'articulation temporo-mandibulaire (l'attache de la mandibule au crâne) peuvent engendrer un déplacement du disque articulaire qui cause des douleurs et des claquements sonores à chaque ouverture de la bouche. De plus, ces claquements gênent les mouvements de la bouche (mastication, articulation, élocution…).

LA MÉDECINE HOLISTIQUE

Connaissez-vous la médecine holistique ?
À l'opposé de la médecine occidentale classique qui privilégie des professionnels de la santé spécialisés dans un seul organe traité (gynécologue, dentiste, stomatologue) ou une seule pathologie (oncologue), le soin holistique observe et prend soin de l'entièreté de la personne.
La médecine holistique considère que la pathologie est apparue suite à un dysfonctionnement touchant plusieurs éléments du corps et de la psyché, et non uniquement l'organe malade. Car cet organe ne peut être un élément « absolu », indépendant et coupé du reste du corps qui le nourrit…
L'ouvrage que vous êtes en train de lire va privilégier la médecine holistique, c'est pourquoi plusieurs domaines et soins vont être abordés pour venir à bout de votre bruxisme.

Nous allons soigner et traiter votre corps dans son ensemble et non juste la partie où l'on observe un symptôme ou une pathologie, dans ce cas-ci, la mâchoire.
Car toute maladie prend sa source dans la psyché humaine lors d'un traumatisme, d'une tristesse non digérée ou d'une violente colère.

Lorsque nos émotions sont trop fortes et prennent le dessus sur notre joie, alors ce déséquilibre va influencer l'énergie qui circule à travers notre corps, en bloquant ou diminuant le flux énergétique à un endroit en particulier.

Si ce stress émotionnel reste longtemps actif, si le trauma est profond et ne parvient pas à se résorber, alors le trouble énergétique va s'ancrer dans le corps physique, à l'endroit précis qui le relie au type de traumatisme, de colère ou de stress.

Ainsi, la maladie va « apparaître » et deviendra perceptible.

Notre attention sera forcée de prendre conscience du trouble qui s'est déjà bien installé dans notre vie. Car la maladie a toujours un ou plusieurs messages à nous transmettre : la « mal à dit ».

Ainsi mis en lumière, obligé de se pencher sur ce problème qu'on avait consciemment ou inconsciemment refusé de voir et de prendre en compte, notre esprit va devoir trouver des solutions et comprendre les racines émotionnelles qui n'ont pas pu faire entendre leurs besoins, leurs souffrances.

Je ne rentrerai pas dans les détails du lien étroit entre le type d'émotion et l'organe qui sera touché par la maladie, car ce sujet est bien trop vaste. Toutefois si cela vous intéresse, voici le mot clé pour faire vos propres recherches : il s'agit de la médecine germanique du docteur Hamer.

Beaucoup d'autres ouvrages traitent du même sujet : « Écoute ton corps » de Lise Bourbeau et « Le grand dictionnaire des malaises et des maladies » de Jacques Martel.

Le chemin que prend la maladie passe par trois étapes.

La médecine holistique va donc soigner les trois éléments principaux qui constituent l'humain :

Le corps physique
Le corps émotionnel
Le corps mental

La médecine occidentale et conventionnelle ne traite que le corps physique, comme si ce dernier était indépendant du corps émotionnel et mental.

Trop souvent, la médecine classique privilégie l'élimination des symptômes d'une maladie et non la ou les causes qui ont engendré cette pathologie.

Ainsi les traitements ont malheureusement une efficacité à court terme ; la cause n'étant ni repérée ni apaisée, elle permettra à la maladie de revenir tôt ou tard.

La médecine holistique travaille sur la globalité de l'être humain. En profondeur et en douceur.

La guérison du corps physique est lente car la matière est dense, elle n'est perméable au changement qu'avec une extrême lenteur.

Le corps est comme un arbre, il possède trois parties qu'il faut traiter pour soigner en profondeur et pour guérir définitivement :

LE FEUILLAGE : Le corps physique

LE TRONC : Le corps émotionnel

LES RACINES : Le corps mental

La médecine holistique tient compte de chacune de ces trois parties, car la maladie prend ses racines dans un traumatisme, une blessure de l'âme, une souffrance non gérée.

Cette souffrance est ancrée dans le corps émotionnel, invisible, mais présent. L'énergie circule dans notre corps le long des méridiens (des lignes énergétiques).

Ces « routes » d'énergies peuvent être « bouchées » ou « encombrées » en raison d'un traumatisme plus ou moins important.

Dans ce cas, l'énergie ne passe plus correctement et la maladie peut alors s'installer dans le corps physique. Celui-ci est le dernier à « manifester » le problème dans la matière.

Une grande souffrance, une tristesse non acceptée, une colère trop réprimée, une puissante rancœur, peuvent créer dans l'organisme physique des maux et des symptômes qui révèlent la présence d'une maladie.

Si nous ne sommes pas parvenus à voir et à prendre soin du problème quand il était vécu par l'âme, alors ce « stress » s'installe dans le corps énergétique. Il en ralentit le flux vital. Si nous ne prenons toujours pas soin de ce stress énergétique, il va alors s'intensifier avec le temps et s'incarner dans notre chair, nos organes : dans le corps physique.

Nous ne pourrons plus longtemps refuser de porter notre attention sur le stress, le trauma ou la blessure de l'âme qu'on a refusé, inconsciemment ou consciemment, de voir.

La vie nous forcera à ouvrir les yeux sur nos traumas, en douceur d'abord, puis avec de plus en plus de fermeté, voire de violence (gravité de la maladie).

LE FEUILLAGE :
Le corps physique

Dans ce chapitre, nous nous concentrerons sur le corps physique.

Voici ci-dessous les spécialistes de la santé qui pourront vous aider, tour à tour, à guérir du bruxisme.

Tout du moins, concernant la partie physique de ce trouble.

Nous en sommes à la première couche de la maladie : le corps physique.

Ce corps fait de chair et de matières organiques a besoin d'être ausculté par un **docteur** (spécialisé dans les problèmes d'occlusions dentaires) afin d'obtenir un diagnostic correct de la maladie dont souffre le patient. Dans ce cas-ci, le bruxisme.

Le corps doit ensuite être relaxé, détendu grâce au kinésithérapeute, lors de plusieurs séances de **kinésithérapie** pour masser les muscles hyper tendus de la mâchoire.

Ce kinésithérapeute fera aussi un bilan de la position correcte ou non de votre langue ainsi qu'une observation de votre manière de respirer : nasale ou buccale. Car ces éléments, bien que discrets, peuvent accentuer le problème du bruxisme.

Vous pourrez aussi prendre rendez-vous avec un **ostéopathe** qui vérifiera le bon positionnement de votre articulation temporo-mandibulaire et la remettra dans l'axe si nécessaire, ainsi que des étirements des muscles de la mâchoire jusqu'au crâne, en passant par le dos.

Cette séance d'ostéopathie est un véritable atout dans votre guérison du bruxisme. Une seule séance peut tout à fait être suffisante.

En parallèle de ces trois spécialistes, vous aurez des exercices de relaxation et d'étirement de la mâchoire et de la langue à réaliser quotidiennement chez vous.

Vous pourrez aussi pratiquer régulièrement des « auto-massages » du bas de votre visage et de votre crâne, cela apaisera les tensions de vos muscles.

DOCTEUR SPÉCIALISTE

Prenez rendez-vous avec un docteur spécialisé dans les problèmes d'occlusions.

Assurez-vous que ce docteur effectuera une tomographie unilatérale ou bilatérale de l'ATM (articulation temporo-mandibulaire). Il s'agit d'une imagerie médicale (radio) en trois dimensions qui permet d'évaluer les composantes osseuses, le disque articulaire et l'articulation de la mâchoire.

Le docteur vous demandera de faire une radio au préalable, afin d'avoir toutes les informations nécessaires dès votre première visite. Il vous donnera une ordonnance pour ces radiographies. Ou il les effectuera à son cabinet.

Ainsi, il réalisera un bilan occlusal.

Il posera son diagnostic à l'aide d'observation de l'usure des dents et de l'étude d'une radio de la mâchoire.

Ce docteur fera ensuite une gouttière neuro-musculo-articulaire sur mesure que vous devrez porter chaque nuit sur les dents inférieures, afin de ne pas gêner la position de la langue au palais.

Le docteur vous proposera un suivi avec lui (une à trois visites par an) pour ajuster régulièrement la gouttière.

Il installera sans doute des cales sur certaines dents pour que l'occlusion de la mâchoire soit et demeure équilibrée.

En parallèle, il vous prescrira un bilan et une rééducation chez un kinésithérapeute spécialisé en maxillo-facial.

OSTÉOPATHE

À l'aide de manipulation manuelle (étirements, massages, gestes francs et secs selon le besoin), l'ostéopathe remet le coccyx, les épaules et autres articulations dans leur position correcte.

Dans le cas du bruxisme, vous pouvez consacrer une séance d'ostéopathie pour replacer la mandibule (la mâchoire inférieure) dans son axe ou pour apaiser les douleurs musculaires, cervicales et dorsales que le bruxisme peut causer à la longue.

Cette séance sera notamment dédiée à vos tensions dans les muscles maxillo-faciaux et vos articulations temporo-mandibulaires.

L'ostéopathe est spécialisé dans la remise en place des articulations et dans la décontraction des muscles du corps.

KINÉSITHÉRAPEUTE

Le kinésithérapeute fera un bilan de la position de votre langue dans votre bouche, de la tension de vos muscles maxillo-faciaux…

Il vous proposera plusieurs séances (une dizaine) au cours desquelles, il massera avec vigueur les muscles de la mâchoire, du crâne, des tempes et de la nuque.

Ce ne sera pas un massage agréable mais ce dernier est nécessaire pour détendre les tensions qui résident dans les muscles de votre visage depuis bien trop longtemps.

À la fin de chaque séance, vous en ressortirez détendu.

La relaxation sera perceptible dès la première séance. Ces étirements musculaires seront de moins en moins douloureux car vos muscles auront retrouvé leur souplesse d'antan.

Ces massages seront suivis d'explications sur les « devoirs » et exercices quotidiens que vous devrez poursuivre chez vous. Le kinésithérapeute vous montrera, au fur et à mesure de vos séances, les différents exercices à effectuer chaque jour.

Vous pouvez, dès lors, effectuer une gymnastique – de la mâchoire et de la langue – au quotidien.

Le soir, avant le sommeil où le bruxisme se manifeste, il est très important de détendre votre mâchoire.

Il existe plusieurs séries de mouvements pour faire travailler ces muscles-là.

À vous de varier chaque semaine, par exemple, ou de faire une série d'exercices qui cumule les différents mouvements.

Vous trouverez ci-après plusieurs exercices que vous pouvez tester pour conserver ceux que vous préférez.

Exercice « XO »

Dès qu'une tension ou un inconfort se fait ressentir au niveau de votre mâchoire, il suffit d'énoncer à voix haute ces deux lettres : X puis O en alternance et en exagérant l'étirement de votre bouche pour les prononcer. Répétez ces deux lettres une quinzaine de fois afin de décontracter votre mâchoire.

Exercice « Les quatre points cardinaux » :

1– Tirez la langue au maximum à l'extérieur. En dirigeant la pointe de la langue vers le haut. Comme si vous essayiez de toucher votre nez.

Tenez ainsi pendant dix secondes. Vous devez bien sentir un tiraillement à la base de la langue.

En même temps, tournez seulement vos yeux (et non toute la tête) vers le haut. Ainsi vous faites aussi bouger et travailler les muscles des yeux. Cela permet une gymnastique plus complète du visage. Il en sera d'autant plus détendu.

Rentrez votre langue à l'intérieur de votre bouche et fermez-la.

Repos pendant cinq secondes.

2– Tirez la langue au maximum à l'extérieur. En dirigeant la pointe de la langue vers le bas. Comme si vous essayiez de toucher votre menton.

Tenez ainsi pendant dix secondes. Vous devez bien sentir un tiraillement à l'arrière de la langue.

En même temps, tournez seulement vos yeux (et non toute la tête) vers le bas. Ainsi vous faites aussi bouger et travailler les muscles des yeux. Cela permet une gymnastique plus complète du visage. Il en sera d'autant plus détendu.

Rentrez votre langue à l'intérieur de votre bouche et fermez-la.

Repos pendant cinq secondes.

3– Tirez la langue au maximum à l'extérieur. En dirigeant la pointe de la langue vers la droite. Comme si vous essayiez de toucher votre oreille droite.

Tenez ainsi pendant dix secondes. Vous devez bien sentir un tiraillement à l'angle gauche de votre mâchoire.

En même temps, tournez seulement vos yeux (et non toute la tête) vers la droite. Ainsi vous faites aussi bouger et travailler les muscles des yeux. Cela permet une gymnastique plus complète du visage. Il en sera d'autant plus détendu.

Rentrez votre langue à l'intérieur de votre bouche et fermez-la.

Repos pendant cinq secondes.

4– Tirez la langue au maximum à l'extérieur. En dirigeant la pointe de la langue vers la gauche. Comme si vous essayiez de toucher votre oreille gauche.

Tenez ainsi pendant dix secondes. Vous devez bien sentir un tiraillement à l'angle droit de votre mâchoire.

En même temps, tournez seulement vos yeux (et non toute la tête) vers la gauche. Ainsi vous faites aussi bouger et travailler les muscles des yeux. Cela permet une gymnastique plus complète du visage. Il en sera d'autant plus détendu.

Rentrez votre langue à l'intérieur de votre bouche et fermez-la.

Repos pendant cinq secondes.

Exercice « L'homme préhistorique » :

1– Avancez la mâchoire du bas en avant, comme l'idée que l'on pourrait se faire d'un homme préhistorique avec une mâchoire prognathe.

Tenez ainsi pendant dix secondes.

Vous devez bien sentir un tiraillement aux deux articulations de votre mâchoire.

Refermez votre bouche. Repos pendant cinq secondes.

2– Ouvrez tout simplement votre bouche en grand.

Tenez ainsi pendant dix secondes.

Vous devez bien sentir un tiraillement aux deux articulations de votre mâchoire.

Refermez votre bouche. Repos pendant cinq secondes.

3– Avancez la mâchoire du bas en avant, mais décalée vers la droite.

Tenez ainsi pendant dix secondes.

Vous devez bien sentir un tiraillement à l'articulation gauche de votre mâchoire.
Refermez votre bouche. Repos pendant cinq secondes.

4– Avancez la mâchoire du bas en avant, mais décalée vers la gauche.
Tenez ainsi pendant dix secondes.
Vous devez bien sentir un tiraillement à l'articulation droite de votre mâchoire.
Refermez votre bouche. Repos pendant cinq secondes.

Instaurez cette routine « yoga de la mâchoire » le soir avant de vous coucher.
Ou mieux, une fois dans votre lit, avant de vous endormir.
Votre mâchoire sera ainsi parfaitement détendue avant de plonger dans votre sommeil.
S'il vous est possible de réaliser ce yoga de la mâchoire à d'autres moments de la journée, ce serait idéal. Quand vous prenez votre douche, ou votre bain, par exemple.
Quand vous conduisez ou quand vous êtes aux toilettes.
Quand vous préparez le repas et que vous épluchez machinalement les légumes ou des fruits.
Bref, quand vous y pensez, allez-y !
Même quand votre bruxisme ne sera plus qu'un lointain souvenir, n'hésitez pas à poursuivre cette gymnastique bénéfique pour votre mâchoire.

POSITION DE LA LANGUE

Au repos et lorsque la bouche est vide, la pointe de la langue devrait toucher le palais, au niveau du premier centimètre derrière les dents du haut.
Si ce n'est pas le cas, entraînez-vous au quotidien à la placer ainsi. Cette position est la plus saine pour vos muscles maxillo-faciaux et pour la tonicité de votre langue.
Quand vous ne mangez pas ni ne parlez, si votre langue est hypotonique (pas assez musclée), elle se laisse tomber vers le bas, à l'intérieur de la bouche.
Dans ce cas, il va falloir commencer une gymnastique pour « muscler » votre langue.
Cette gymnastique à faire quotidiennement est l'un des piliers de votre guérison du bruxisme ! Le bruxisme vient, en partie, de la mauvaise position de votre langue au repos. Aussi, lorsque vous aurez tonifié votre langue (cela peut prendre plusieurs mois pour qu'elle soit assez forte pour garder, naturellement, la bonne position), les muscles de votre mâchoire pourront se relaxer à chaque déglutition, durant votre sommeil.

La langue hypotonique se positionne mal au repos mais elle se positionne mal aussi à chaque déglutition !
Pour en savoir davantage sur votre langue, prenez rendez-vous chez un kinésithérapeute (surtout s'il est spécialisé en muscles maxillo-faciaux), il pourra faire un bilan de la position de votre langue au repos, lorsque vous mangez et lors de la déglutition. Ainsi, il pourra aussi vous proposer

des exercices qui muscleront votre langue, qui détendront les muscles de vos mâchoires ou qui vous apprendront à placer correctement votre langue pour déglutir.

Il y a deux types de déglutition, deux façons de placer la langue pour avaler la salive :
Soit en mode **primaire** dit « infantile », comme nous le faisions lorsque nous étions nourrisson. Cette position de la langue est utilisée pour la tétée et la succion.
Cette déglutition est normale durant la petite enfance toutefois elle doit évoluer vers une déglutition secondaire sinon cela portera préjudice à notre bouche et nos dents.
L'une des conséquences d'une déglutition infantile qui se poursuit à l'âge adulte est que le palais reste plus étroit qu'il ne devrait et les dents risquent de ne pas avoir assez de place (d'où la nécessité d'un appareil dentaire qui aurait sans doute pu être évité !).
Soit en mode **secondaire** dit « mature ». Il s'agit ici de la façon correcte de déglutir une fois que l'allaitement est achevé et que l'alimentation de l'enfant se diversifie.
Ainsi, le palais peut s'épanouir latéralement et cela laisse une plus grande amplitude à vos dents pour trouver leur place, sans se chevaucher.

La position idéale de votre langue au repos :

- Vos lèvres sont jointes, closes, non contractées mais détendues.
- Vos dents du haut doivent être légèrement éloignées de celles du bas, un espace d'environ deux millimètres. Pas de contact entre l'arcade dentaire supérieure et celle inférieure.
- La pointe de votre langue touche la zone apexienne du palais. Cette zone se trouve derrière les incisives du haut, à environ un centimètre de l'arrière des dents. Juste dans le début du creux de votre palais. Ainsi posée sur ce palais recourbé, la langue ne touchera pas les dents du haut, car la butée du palais l'arrête.
- Les bords de la langue sont au contact du pourtour du palais, ils touchent le bord du palais et un peu les molaires supérieures.
- La langue est plate, horizontale, comme un plateau. Elle n'est ni en creux ni en bosse.

Ainsi, bien positionnée au quotidien, votre langue façonnera votre palais en largeur !

Je vous invite donc à jouer, plusieurs fois par jour, à « **L'Apex Time** » !

Le plus difficile est de « penser » à y jouer…

Le but étant d'effectuer l'Apex Time le plus souvent possible dans votre journée jusqu'à ce que votre langue ait intégré cette nouvelle position comme une habitude, et qu'elle se place correctement de manière automatique, sans que vous ayez à l'y installer de manière forcée.

Chaque fois que vous en avez l'idée, pensez : « Apex Time » !

Il s'agit alors de vous concentrer quelques secondes sur votre langue, en avançant la pointe de la langue dénommée « l'apex » afin de la poser sur la « zone apexienne » de votre palais.

Cette zone est située quelques millimètres derrière vos incisives du haut. Là, en fermant les yeux, du bout de la langue, recherchez un léger renflement juste derrière l'interstice de vos deux incisives : ce renflement linéaire est nommé la « papille bunoïde ».

Quand l'apex de votre langue touche et reste en contact avec la zone apexienne de votre palais, alors votre mâchoire est parfaitement alignée et votre langue a la position idéale pour se tonifier, pour épanouir votre palais en largeur, pour dégager vos voies respiratoires et pour que vos dents puissent prendre la place dont elles ont besoin, sans subir de pression par votre langue.

Jouez-y le plus souvent possible !

Lorsque vous buvez de l'eau, la langue doit se placer dans sa « position de repos » (l'Apex Time !) pour avaler le liquide.

Idem lorsque vous déglutissez votre salive.

De même, quand vous mangez, votre langue doit bouger latéralement vers la droite et vers la gauche pendant la mastication.

Elle ne doit pas toucher les dents de devant, les incisives.

Puis juste avant d'avaler, la pointe de la langue doit se placer sur la zone apexienne du palais, dans sa position de repos. Ainsi, les aliments trouveront leur chemin vers l'œsophage.

Entraînez-vous un peu à chaque repas afin que cela devienne une habitude.

Petit conseil à destination des enfants comme des adultes : évitez autant que possible de boire avec une paille ! Car la paille pousse automatiquement la langue vers le bas, dans une position non physiologique.

RESPIRATION NASALE ET
RESPIRATION BUCCALE

La respiration idéale est la respiration nasale. Celle-ci fait passer l'air par le nez, à l'inspiration et à l'expiration.

L'autre type de respiration est buccale. Or la respiration buccale pose problème sur plusieurs points. Cette respiration est le fait d'inspirer et d'expirer par la bouche la majeure partie du temps, voire en permanence.

Si vous devez utiliser la respiration buccale de manière exceptionnelle, quand vous êtes enrhumé, par exemple, cela ne pose aucun souci. Elle est d'ailleurs faite pour cela ! Il s'agit d'une respiration « de secours » ou « d'urgence » lorsque la respiration nasale est impossible à un moment donné.

Ainsi, installez-vous confortablement afin d'observer par où passe l'oxygène lorsque vous respirez.

Faites cela à plusieurs moments de la journée, afin de vérifier quel type de respiration vous utilisez au quotidien.

Si vous avez recours à une respiration nasale, c'est parfait ! Ne changez rien.

Par contre, si vous avez une respiration buccale, il va falloir porter régulièrement votre attention dessus afin de changer cette habitude.

Pourquoi privilégier la respiration nasale ?

Les poils à l'intérieur du nez filtrent les particules, poussières et autres éléments minuscules flottants dans l'atmosphère.

Le fait de passer par le conduit nasal va aussi réchauffer l'air avant qu'il n'arrive plus en profondeur dans votre système respiratoire. Il prendra ainsi la température de votre corps.

La respiration buccale augmente l'apparition des caries, les problèmes d'infections buccales et le déchaussement dentaire.

Une respiration nasale associée à une position correcte de la langue au repos influencent TOUT votre corps, même la forme de votre mâchoire. Cette dernière sera plus musclée.

La respiration nasale jouera un rôle bénéfique, depuis la position de votre nuque (qui sera plus droite) à celle de votre bassin !

Car plusieurs éléments du corps collaborent pour que les voies respiratoires fonctionnent au mieux. Or, si la langue est mal positionnée, le palais reste étroit et la langue manque de tonus. Tout cela peut diminuer le diamètre du pharynx. La tête se maintiendra alors penchée vers l'avant pour palier à la petitesse du pharynx, ce qui courberont la nuque et le dos.

La position typique des gens qui respirent par la bouche est la tête penchée en avant, un thorax enfoncé vers l'arrière et le bassin poussé vers l'avant.

EXERCICES DE PHONATION

En français, aucune lettre ou syllabe ne nécessite que la langue ne touche les incisives du bas ou du haut lors de leur prononciation ! Jamais.

Par conséquent, lorsque vous parlez, si vous observez que la pointe de votre langue rentre en contact, même fugace, avec vos incisives, il faudra changer cela dès à présent.

Posez-vous devant un miroir et prononcez lentement chaque lettre de l'alphabet. Pendant ce temps, regardez (ou ressentez) où se place votre langue pour chacune des lettres.

Si vous remarquez qu'elle touche les incisives, il faudra vous entraîner au quotidien pour rééduquer votre langue lorsque vous parlez.

Faites de même pour les syllabes suivantes : Na Ta Da La Pi

Articulez lentement ces syllabes et soyez attentif au fait que votre langue entre en contact ou non avec vos incisives, celles d'en-haut comme celles d'en-bas.

Si c'est le cas pour beaucoup de syllabes ou pour toutes, repositionnez correctement votre langue quand vous les prononcez.

Lisez à voix haute (lentement, en détachant chaque syllabe) quelques phrases de n'importe quel livre ou article, pendant cinq minutes, afin d'en faire une gymnastique quotidienne pour que votre prononciation s'améliore.

Et entraînez-vous aussi à dire « Tu, tu, ta, ta, tes, tes, to, to, ti, ti », lentement, en posant bien votre langue en deçà de vos incisives.

Faites ces exercices chaque jour, pendant quelques minutes, jusqu'à ce que la position linguale soit correcte en lisant à voix haute.

Lorsque vous lirez naturellement sans ce contact langue/dents, vous pourrez passer à l'étape suivante : celle de parler à autrui en maintenant cette discipline de la bonne position de votre langue par rapport à vos incisives.

Et surtout, en observant que vous ne respirez PAS par la bouche, entre deux phrases, quand vous parlez !

Même si vous aviez une respiration nasale au quotidien, vous découvrirez sans doute qu'au moment de parler, vous pratiquez la respiration buccale sans vous en rendre compte…

Il faudra alors doubler votre vigilance, en ralentissant fortement le flot de vos paroles, en prenant le temps de vous arrêter pour respirer par le nez, pendant que vous vous exprimez à voix haute.

Commencez progressivement en maîtrisant la position de votre langue, associée à une respiration nasale, quand vous employez de courtes phrases pour répondre à des inconnus.

Par exemple, en commandant du pain chez le boulanger, en renseignant quelqu'un qui vous demande le chemin…

Plus vous serez à l'aise dans cette gymnastique linguale, plus vous pourrez vous exercer sur des réponses longues en conservant de la fluidité.

LA GOUTTIÈRE

Dès que vous avez pris connaissance de l'existence de votre bruxisme, il vous faudra une gouttière pour protéger vos dents lorsque vous dormez.

Cette prothèse en résine, en caoutchouc ou en plastique, est appelée « gouttière ». Elle protègera vos dents de la pression énorme que les muscles de votre mâchoire exercent inconsciemment quand vous dormez.

Chaque nuit avant de vous coucher, placez-la dans la bouche, sur les dents du bas, pour ne pas gêner la position de la langue sur le palais.

Vous pouvez demander un devis à votre dentiste pour une gouttière sur mesure. Elle est intégralement remboursée par la Sécurité Sociale !

Vous pouvez aussi acheter des gouttières « universelles » qui s'adaptent à tout le monde, celles-ci sont moins chères.

La marque « SOVA » propose des gouttières à modeler soi-même : elle ramollit dans un bol d'eau très chaude pour l'adapter à votre dentition. En quelques minutes, elle durcit à nouveau.

Il existe des gouttières SOVA pour adulte et pour enfant, ainsi que différentes épaisseurs (1,6 mm ou 2,4 mm).

Ce produit est disponible à l'achat sur plusieurs sites internet.

Il existe aussi une « mini-gouttière » appelée NTI TSS qui est plus petite, moins onéreuse et qui peut être réalisée par votre dentiste, sur mesure.

L'AUTOMASSAGE DU VISAGE

Le visage et ses muscles ont besoin d'être massé, détendu, relaxé.

En pratiquant l'automassage au quotidien, vous complétez et prenez le relais du travail effectué par votre kinésithérapeute.

Ce massage drainera la lymphe. La lymphe est « le liquide » qui circule ou stagne dans le corps lorsqu'elle n'est pas mise en mouvement. Ainsi, avec un massage quotidien de quelques minutes, vous pouvez apaiser le stress qui bloque votre menton, votre mâchoire, et vous pouvez faire circuler la lymphe.

Faites des gestes du centre vers l'extérieur du visage. Du bas vers le haut. En utilisant vos doigts avec une pression soutenue.

Les tempes, l'arrière de votre crâne et le haut de votre nuque sont aussi tendus, donc massez fermement ces parties de votre tête.

Vous pouvez compléter ce massage en y ajoutant une crème hydratante ou une huile parfumée à la rose ou à la lavande qui favorisera votre détente.

Ces automassages peuvent se faire autant de fois par jour que vous en ressentez le besoin. Dès que vous vous sentez tendu, énervé, stressé ou en colère, débutez ce massage qui se fait en toute discrétion, peu importe l'endroit où vous vous trouvez.

L'AUTOMASSAGE NOCTURNE

En parallèle de l'automassage diurne quotidien (avec ou sans crème hydratante), il est capital de détendre votre mâchoire juste avant d'aller dormir.
Placez toujours une petite bouteille d'huile végétale (huile d'amande douce, d'olive…) sur votre table de chevet, ainsi qu'un flacon d'huile essentielle de lavande. Juste avant de vous coucher pour la nuit, versez quelques gouttes d'huile végétale dans le creux de votre paume, rajoutez-y une goutte d'huile essentielle de lavande, mélangez l'ensemble avec votre doigt et massez-en votre visage, en insistant surtout sur les mâchoires, la zone autour de la bouche, autour des oreilles, sur la base du crâne et en terminant par le cou et la nuque.
Ce massage relaxant, qui ne durera que quelques minutes, sera facile à intégrer dans votre rituel de préparation du coucher : se mettre en pyjama, se brosser les dents, mettre quelques gouttes d'huile végétale mélangées à une goutte d'huile essentielle de lavande pour relaxer les muscles du visage par de légers mouvements des doigts sur la mâchoire et autour des oreilles.
Ce soin nocturne apportera la détente nécessaire aux muscles de votre mâchoire, le bruxisme ne devrait pas se manifester après une telle relaxation.
Cumulez ce soin avec le port d'une gouttière chaque nuit, jusqu'à ce que vous soyez complètement guéri du bruxisme.

Même une fois guéri, il se peut que certaines périodes de votre existence soient plus stressantes que d'autres, ces jours-là particulièrement, n'hésitez pas à masser vos mâchoires avec ce mélange huile végétale/huile essentielle de lavande.

EAU ET MAGNÉSIUM

L'eau et le magnésium sont les alliés de vos muscles.

Un muscle qui n'est pas assez hydraté se contracte plus fréquemment. Ce manque d'hydratation peut même générer des crampes musculaires.
Ainsi, assurez-vous d'avoir toute la journée, une gourde ou un verre d'eau à portée de main afin d'en boire régulièrement.
Même le soir, avant de vous coucher, boire un verre d'eau froide ou chaude (sans thé ni tisane) participera à la détente des muscles de votre mâchoire.

Vous pouvez prendre une dose de magnésium de temps à autre ou prévoir une cure annuelle de magnésium, car ce minéral a des propriétés relaxantes et décontractantes pour les muscles.
En outre, il améliore la qualité de votre sommeil.
Privilégiez si possible le magnésium marin au magnésium classique, car il est plus naturel et s'assimile d'autant mieux.

QUALITÉ DU SOMMEIL

Le bruxisme étant une pathologie qui sévit la nuit, lors du sommeil, il est primordial de se pencher sur les détails pratiques d'une bonne nuit réparatrice.
Le bruxisme est lié à la mauvaise déglutition nocturne : une déglutition infantile au lieu d'une déglutition mature. Ainsi qu'à une respiration buccale non physiologique à la place d'une respiration nasale.
Cela détériore la qualité du sommeil. Ces habitudes erronées peuvent occasionner des micro-réveils tout au long de la nuit. Ces micro-réveils inconscients vous empêchent d'atteindre les phases indispensables d'un sommeil profond. Par conséquent, vous vous éveillez le matin, après avoir passé un nombre suffisant d'heures de sommeil, tout en étant fatigué et en manquant de tonus durant la journée.
Le bruxisme qui épuise les muscles de votre mâchoire est responsable de cette fatigue chronique, toutefois la déglutition infantile, de surcroît si elle est associée à la respiration buccale, accentue encore vos troubles du sommeil.

Pour optimiser vos nuits, il vous faut placer votre lit dans un environnement calme, silencieux et dans une obscurité constante. Veillez à mettre des rideaux opaques afin de ne pas être perturbé à chaque passage de voiture ou de phares dans la rue.

Votre literie joue un rôle primordial : des draps et housses en coton pur seront à favoriser par rapport au tissu synthétique.

Votre oreiller doit être plutôt plat, surtout pas trop épais puisque la position idéale pour libérer vos voies respiratoires est sur le côté, avec un alignement de la tête, la nuque et la colonne vertébrale.

En résumé, les meilleures conditions pour un sommeil profond sont dormir sur le côté, dans une chambre noire, silencieuse, aérée (ouvrez légèrement votre fenêtre, en toute saison si possible), une température basse (maximum 19°), dormez sur un matelas ferme, un oreiller plutôt plat, avec un drap et une housse 100% coton.

Éteignez les écrans (télévision, ordinateur, téléphone) au moins une demi-heure avant de se coucher. Ainsi, prenez l'habitude de lire quelques pages d'un livre ou d'une bande dessinée, avec une lumière douce, au lieu de stimuler votre cerveau avec des images, du son et de la lumière bleue.

Bien entendu, il est primordial de ne pas ingérer de caféine, de théine, d'alcool et de chocolat (qui contient de la caféine) à partir de dix-sept heures, si on veut optimiser son sommeil.

Et rappelez-vous que les heures de sommeil avant minuit comptent double par rapport aux heures d'après minuit. L'idéal étant de se coucher vers vingt-deux heures.

Les micro-réveils peuvent être associés à des apnées nocturnes (arrêts momentanés et inconscients de la respiration durant le sommeil) ou une hypopnée (diminution du flux respiratoire).

Chaque apnée, qui peut durer jusqu'à vingt secondes, engendre une microcoupure du sommeil. Ces apnées peuvent se reproduire jusqu'à trente fois par heure.

Si vous êtes constamment fatigué, malgré de longues nuits de sommeil, n'hésitez pas à en parler à votre médecin. Ce dernier pourra vous prescrire un test du sommeil, à effectuer chez vous, dans les conditions habituelles de vos nuits, pour analyser votre respiration et d'autres éléments qui pourraient être à la source de vos problèmes de fatigue chronique.
Si vous êtes sujet au ronflement, cela peut être un indice qui vous mette sur la piste des micro-réveils. Le ronflement révèle que vos voies respiratoires sont obstruées ou gênées.
Le ronflement, le sommeil agité, le besoin fréquent d'aller aux toilettes durant la nuit, la fatigue diurne, les maux de tête, l'impression d'étouffer durant le sommeil, la somnolence pendant la journée, la diminution du désir sexuel, l'irritabilité, les troubles de la mémoire, la difficulté à se concentrer, sont autant de symptômes qui indiquent que vous êtes peut-être sujet à l'apnée du sommeil ou à l'hypopnée.

Les adultes atteints d'apnées nocturnes ou d'hypopnée sont plutôt apathiques durant la journée.
En revanche, l'enfant ayant ces mêmes troubles, aura un tout autre comportement : il sera hypertonique et ne parviendra pas à se concentrer ni rester calme.

OBSERVATION ET DÉTENTE

En parallèle de tous les soins et massages que vous effectuerez, il est important de porter votre attention sur la tension qui règne ou non dans votre mâchoire.

À chaque moment de la journée, dès que vous y penserez : observez l'état de tension de votre mâchoire.

Prenez-en conscience.

Puis, si les muscles de votre mâchoire sont tendus, relaxez-les. Sans massage, juste en « ordonnant » à vos muscles de se relâcher naturellement.

Décontractez votre mâchoire aussi souvent que vous le pouvez.

Vous noterez très probablement que ces muscles-là sont constamment tendus…

Ainsi, au fur et à mesure de cette gymnastique quotidienne d'« Observation - Détente », votre corps ancrera ce nouvel état de décontraction, de jour comme de nuit.

L'APPLICATION « BRUXAPP »

Il existe une appli pour smartphone dénommée BRUXAPP.

Elle est payante (un prix dérisoire) et téléchargeable sur votre téléphone mobile.

Elle permet de prendre conscience de votre contraction musculaire afin de déconditionner ce réflexe inconscient.

LE TRONC :
Le corps énergétique

L'HOMÉOPATHIE

Chaque soir, avant d'aller vous coucher et avant de vous brosser les dents (car l'homéopathie est une bille sucrée imprégnée d'une infime quantité d'eau « informée » des bienfaits d'une plante médicinale précise).

Les tubes de granules homéopathiques s'achètent et se commandent dans une pharmacie, comme n'importe quel autre médicament allopathique.

Voici les granules homéopathiques qui soignent le bruxisme :
Trois granules de « CHAMOMILLA VULGARIS » 9 CH.
Trois granules de « BELLADONNA » 9 CH.
Une granule de « KALIUM BROMATUM » 9 CH.
Une dose de « CINA » 30 CH par semaine.

Et voici les granules homéopathiques qui apaisent les tensions dues au stress :
Trois granules le matin **et** trois, le soir, de « IGNATIA AMARA » 9 CH.
Trois granules vers dix-huit heures **et** trois, au moment du coucher, de « NUX VOMICA » 9 CH.

LES HUILES ESSENTIELLES

Une goutte d'huile essentielle de lavande officinale (lavande fine) posée sur le pli du coude ou sur le drap, avant d'aller se coucher, vous relaxera et favorisera votre endormissement.
Vous pouvez en outre, investir dans un diffuseur d'huiles essentielles à installer dans votre salon ou votre chambre.
Vous y mettrez quelques gouttes d'huile essentielle relaxante et apaisante telle que le romarin, la lavande, la verveine…
Cela parfumera la pièce de façon naturelle et les bienfaits des plantes agiront sur vous.

Vous pouvez aussi utiliser de l'huile essentielle de romarin à camphre, de petit grain bigarade, de mandarine rouge, d'orange douce ou de camomille douce.
Ces huiles-là sont idéales pour soigner le bruxisme.
Diluez dix gouttes d'une à trois de ces huiles essentielles dans un flacon de dix millilitres d'huile végétale et massez l'articulation de votre mâchoire, en un geste circulaire, chaque soir avant de dormir.

LES FLEURS DE BACH

Les « Fleurs de Bach » font partie de la médecine naturelle.

Vers 1930, l'homéopathe Edward Bach a développé les 38 élixirs intitulés « Fleurs de Bach ».

Ces élixirs sont composés d'eau de vie additionnée de composants issus de la dilution d'une fleur. Chacune des 38 fleurs sélectionnées pour réaliser les élixirs possède des vertus capables d'apaiser et soigner les tensions émotionnelles et psychiques.

Le stress étant une émotion qui se révèle négative quand il est prolongé dans le temps, les Fleurs de Bach peuvent apporter le bien-être et le calme intérieur aux personnes sujettes à un stress continu.

Le stress est l'un des principaux déclencheur du bruxisme.

C'est précisément ce stress émotionnel qui déclenche la contraction nocturne et inconsciente de la mâchoire.

Il est donc important d'y remédier.

Vous pouvez prendre les élixirs de Bach de deux manières :

- Soit, en diluant deux gouttes dans un demi-verre d'eau que vous buvez à votre aise, quatre fois par jour, entre les repas.

- Soit, en posant deux gouttes directement dans la bouche, quatre fois par jour, entre les repas.

Vous pouvez faire une cure de deux à cinq jours quand vous vivez des périodes particulièrement stressantes ou avant de vous coucher.

Pour un traitement de fond, faites cette cure durant trois semaines au moins.

Vous pouvez prolonger l'utilisation des Fleurs de Bach tant que vous sentez que cela vous apaise, en réduisant la posologie à deux gouttes, une à deux fois par jour.

Les effets relaxants de l'élixir peuvent se ressentir dans les minutes qui suivent l'ingestion quand il s'agit d'un stress passager ou après plusieurs jours de prises pour les problèmes plus profonds.

Vous pouvez utiliser l'élixir anti-stress nommé « Rescue ». Celui-ci est une combinaison de plusieurs Fleurs de Bach. Il permet de se détendre le soir afin de passer une nuit d'un sommeil calme et réparateur.

L'élixir Rescue est un mélange de cinq Fleurs de Bach :
- Clematis.
- Star of Bethlehem.
- Rock Rose.
- Impatiens.
- Cherry Plum.

Toutefois, vous pouvez aussi sélectionner un seul élixir. Les Fleurs de Bach ci-dessous apaisent le stress :

Aigremoine / Agrimony - N°01
Quand on cache sa sensibilité et sa souffrance derrière une apparence joviale.
Orme / Elm N°11
Quand on a la sensation d'être débordé.
Impatiente / Impatiens N°18
Quand on est impatient, impulsif et qu'on trouve que les choses ne vont pas assez vite.
Hélianthème / Rock Rose N°26
Quand on éprouve de la peur, des phobies et qu'on aimerait être plus serein.
Verveine / Vervain N°31
Quand on a tendance à être excessif, à être trop enthousiaste.
Marronnier blanc / White Chestnut N°35
Quand on pense sans cesse à son travail, qu'on a des pensées obsédantes en rapport avec sa profession.

Et finalement, si plusieurs Fleurs de Bach vous semblent indiqués, vous pouvez en utiliser jusqu'à sept en une seule fois. Dans ce cas, préparez un flacon d'eau minérale dans lequel vous mettez deux gouttes de chaque fleur.
Prenez quatre gouttes de ce mélange, quatre fois par jour, directement dans la bouche.

LES RACINES :
L'âme

HÉRÉDITÉ

Il y a de fortes chances que l'un de vos parents soit, tout comme vous, atteint de bruxisme. Ou que l'un de vos enfants le soit aussi.

Car le bruxisme peut être héréditaire. Ou transgénérationnel.

Si vous observez chez quelqu'un des incisives dont l'extrémité anormalement lisse semble écourtée, il est très probable que cette personne soit atteinte de bruxisme.

N'hésitez pas, alors, à lui révéler vos suspicions concernant ce trouble nocturne en lui prêtant le livret que vous tenez actuellement entre vos mains.

Cet individu, une fois informé sur son état de santé, vous en sera certainement reconnaissant. Car, comment soigner une pathologie dont on ignore être atteint ?

Aussi, soyez vigilant concernant vos enfants, surtout à l'adolescence, afin d'apaiser, de guérir leur bruxisme avant qu'il n'y ait eu trop de dégâts sur leur dentition en raison de la tension quotidienne exercée sur leurs dents.

Néanmoins, il est normal que les enfants contractent les muscles de leur mâchoire durant leur sommeil : dans ce cas, ce bruxisme nocturne est nécessaire pour faire tomber les dents de lait. Il ne faut donc pas s'en inquiéter.

En revanche, cette tension inconsciente et nocturne doit disparaître une fois que les dents de lait sont tombées et que l'enfant devient adolescent puis adulte.

LA KINÉSIOLOGIE

La kinésiologie utilise le test musculaire pour comprendre, détecter et éliminer les problèmes liés au corps, au mental et à l'émotionnel.

Il s'agit donc d'une technique de rééquilibrage psycho-corporel.

Ainsi, le kinésiologue peut rétablir l'état d'équilibre et de bien-être de son patient en quelques séances.

Ce test musculaire permet d'accéder à la mémoire profonde du corps et peut ensuite la « corriger » en apaisant les tensions qui perturbent le bon fonctionnement physique.

En bref, lorsqu'il y a un stress, ou un traumatisme, les muscles perdent leur énergie, leur puissance. Tandis que lorsque tout va bien, les muscles sont plus toniques, résistants.

Le kinésiologue sait reconnaitre, par contact de sa main sur l'avant-bras du patient, lorsque le test musculaire se montre puissant ou faible, en réponse à la question qu'il pose. Ainsi se développe une véritable communication « musculaire » entre le praticien et les muscles du patient.

Une fois le problème décrypté et localisé dans le corps physique et émotionnel du patient, le kinésiologue peut rééquilibrer l'énergie qui se trouvait bloquée ou fortement ralentie à certains endroits du corps, en utilisant notamment certaines méthodes de la médecine chinoise traditionnelle.

Lors d'une séance, le patient explique le problème auquel il souhaite consacrer la séance, il est assis ou couché, et reste habillé.

Quand l'objectif et le thème de la séance sont clarifiés verbalement, le kinésiologue peut alors entamer le « dialogue » avec le corps, en utilisant le test musculaire.

Une fois la séance terminée, il n'y aura aucun médicament ou substance à prescrire au patient. Les rééquilibrages auront été enclenché par le kinésiologue.

Pour ma part, il m'a fallu trois séances entièrement dédiées au bruxisme !

D'ordinaire, une unique séance suffisait pour régler le problème pour lequel j'avais pris rendez-vous avec la kinésiologue. L'une ou l'autre fois, deux séances furent nécessaires pour en venir à bout.

Mais, concernant le bruxisme, ce fut la seule fois que je dus consacrer trois séances d'une heure pour résorber un problème…

C'est vous dire la profondeur et la complexité de ce phénomène qui se traduit par une tension musculaire intense durant les heures de sommeil.

Le bruxisme était profondément ancré dans mon corps physique, énergétique et jusque dans mes cellules. Il a fallu débloquer les « nœuds énergétiques » dans chaque couche de mes différents « corps » (feuillage, tronc et racine).

J'ai demandé à la kinésiologue à quel âge mon bruxisme avait commencé. Elle a interrogé les muscles de mon poignet qui lui ont « répondu » : à douze ans.

En effet, lors de ma douzième année, il y avait eu une bascule dans mon comportement et ma vision du monde. Je quittais l'insouciance et l'innocence de l'enfance pour me plonger dans une adolescence angoissée où je me sentais harcelée par un puissant sentiment de culpabilité.

LE SECRET

Au cours de la dernière séance de kinésiologie que j'ai consacrée à soigner mon bruxisme, j'ai demandé à la kinésiologue « d'interroger » mon corps afin de savoir à quel âge j'avais mis en place, inconsciemment, le bruxisme. Mon corps, par l'intermédiaire de mes muscles, lui répondit à douze ans.

Plus tard, j'ai attentivement réfléchi à ce qui s'était passé lors de ma douzième année pour que je commence à serrer ainsi la mâchoire chaque nuit jusqu'à aujourd'hui…

Comme je l'ai dit au chapitre précédent, j'avais ressenti une énorme culpabilité pour des actes que j'avais réalisés durant mon enfance, entre six et dix ans environ. Mais au-delà de cette culpabilité, il y avait le secret qui maintenait le silence sur ces actes et sur cette culpabilité !

Je conscientise maintenant qu'à douze ans, lors d'une retraite spirituelle en vue de préparer ma profession de foi (la suite logique du baptême et de la première communion quand on est chrétien), j'avais refusé d'expliquer au prêtre « mon péché » …

Ce péché que j'avais fait à maintes reprises durant ma jeunesse, je le trouvais si honteux, si « sale », si grave, que je ne suis jamais parvenue à la dire à quiconque, même pas au prêtre lors de mes confessions.

Je m'étais malheureusement faite repérée dans ce refus à révéler mon secret, car j'avais posé la question devant tout le monde :

« Peut-on venir à confesse sans révéler sa faute, et être tout de même pardonnée ? »

Les adolescents et adultes présents à ce moment-là se sont certainement imaginés le pire à mon sujet, mais j'ai maintenu mon silence sur mes « actes » jusqu'à très tard dans ma vie.

Ainsi, l'apparition du bruxisme correspond au silence imposé à ma bouche (ma mâchoire) par ma volonté de l'empêcher de parler. Ce n'est pas anodin. Malheureusement, une fois le processus physique (le bruxisme) enclenché, même lorsque le secret que je gardais précieusement a enfin pu sortir de ma bouche lorsque je l'ai révélé à quelques personnes de confiance, le bruxisme a poursuivi sa lente et machinale tâche, sans plus savoir pourquoi mon corps avait eu recours à cette « solution de secours ».

Je parlais du caractère transgénérationnel ou héréditaire du bruxisme dans un chapitre précédent. Je réalise que mon père, qui est aussi sujet au bruxisme, avait un lourd secret de famille qu'il avait juré de ne jamais révéler à quiconque, malgré le fait qu'il prône la vérité et la transparence en toute chose. Pourtant, dans ce cas précis, il ne pouvait dévoiler la vérité autour de lui.

Ainsi, le bruxisme serait-il lié intrinsèquement à la notion de « silence imposé » ou de « secret » ?

C'est plus que probable.

Cette hypothèse est un élément important qui pourrait vous mettre sur la piste de votre guérison.

EFT OU TAPPING

Le tapping ou « EFT » signifie « Emotional Freedom Technique ». Il s'agit d'une méthode de libération émotionnelle simple, à exécuter soi-même dès qu'on en ressent le besoin.

L'EFT permet de dénouer les blocages émotionnels qui sont à l'origine du bruxisme (entre autres).

Cette technique, qui s'effectue en cinq à dix minutes par jour, élimine le stress, l'anxiété et même certaines douleurs physiques. Elle s'inspire de l'acupuncture : en tapotant de l'index et du majeur sur des points précis du visage et du corps. C'est indolore et même relaxant à effectuer.

Ces points à tapoter se trouvent sur les méridiens (les lignes où circule l'énergie vitale qui assure l'équilibre du corps et de l'esprit).

Ci-après seront cités les points à tapoter à l'aide de votre index et votre majeur, en symétrie (avec la main droite, sur la partie droite du visage et avec la main gauche sur la partie gauche), pendant quelques secondes (environ 7 à 9 tapotements, à un rythme soutenu), le temps de dire à haute voix les phrases concernant le bruxisme, les problèmes qu'il génère en vous et que vous êtes prêt à laisser partir ce réflexe nocturne.

Tout cela avec amour et bienveillance envers vous-même, malgré vos peurs, vos imperfections, vos fragilités.

La séance commence avec une « phrase d'installation » à répéter en tapant sur le « point karaté » de vos mains.

Situé sur la tranche extérieure de la paume de la main, au milieu. Tapotez les deux tranchants l'un contre l'autre, sans utiliser les doigts.

Le « point karaté » est à tapoter pendant que vous énoncez à voix haute, les phrases d'installation qui commencent par « Même si ».

La phrase type peut être construite comme ceci :

« Même si j'ai (mon problème, ma maladie, mon attitude, ma peur), je m'accepte et je m'aime complètement. »

Par exemple, dans le cas du bruxisme :

« Même si je serre la mâchoire durant mon sommeil, je m'accepte et je m'aime complètement. »

« Même si mon angoisse et mon stress s'évacuent la nuit par la pression de mes mâchoires l'une sur l'autre, je m'accepte et je m'aime totalement. »

« Même si je m'empêche de dire ce que je pense de peur de ne pas être aimé et pour éviter les conflits, je m'accepte et je m'aime complètement. »

Après cette ou ces phrases « d'installation », vous utiliserez des « phrases de rappel », telles que :

La description de votre problème et des situations négatives qu'il engendre. Puis le dépassement de ce problème et le fait de le laisser partir, de s'en libérer.

Par exemple :

« Je serre les mâchoires lorsque je dors pour évacuer l'anxiété et le stress de la journée. Je ne m'autorise pas à dire que je vais mal quand on me demande comment je vais. Je montre toujours de la bonne humeur et un sourire même si je suis triste et effondré à l'intérieur de moi-même. Je cache ma colère et mes émotions, alors mon

corps les extériorise la nuit, quand je n'exerce plus de contrôle sur lui. Je m'ouvre à la possibilité de laisser partir ce réflexe nocturne inconscient, afin de permettre à mon corps de se détendre complètement durant mon sommeil. Je lâche et je laisse partir mon habitude de serrer les mâchoires lorsque je dors. Je m'en libère, mon sommeil est totalement réparateur et ma mâchoire est détendue, mes dents et ma santé sont préservées. »
Ces phrases de rappel peuvent être longues car vous les scindez en plusieurs parties au fur et à mesure des tapotements sur les différents points du visage et du corps, les uns après les autres.

<u>Les points à tapoter pendant les phrases de rappel :</u>
- Au sommet du crâne. Pour ce point-ci, il faut tapoter avec le plat des doigts d'une seule main.

- Au début des sourcils, au-dessus du nez, avec l'index et le majeur des deux mains.

- Le coin externe de chaque œil (au niveau de l'os de l'orbite et non de la tempe). Index et majeurs des deux mains.

- Sous l'œil (au niveau de l'os de l'orbite). Index et majeurs des deux mains.

- Sous le nez, au milieu, juste au-dessus de la lèvre supérieure. Avec l'index et le majeur d'une seule main.

- Dans le creux du menton, juste sous la lèvre inférieure. Avec l'index et le majeur d'une seule main.

- Au début de l'os de la clavicule, où il rejoint le sternum. À droite avec l'index et le majeur de la main droite et à gauche avec l'autre main.
- À quelques centimètres sous le sein, au milieu, sur l'un des os de la cage thoracique. D'abord avec l'index et le majeur de la main droite sous le sein gauche, puis inversement.
- Sous le bras, à une dizaine de centimètres sous l'aisselle. D'abord avec l'index et le majeur de la main droite sous l'aisselle gauche, puis inversement.

À la fin de la séance de tapping, inspirez et expirez lentement pour intégrer les changements énergétiques qui viennent de se produire en vous.

L'EFT travaille sur vos différents corps :

- Le physique grâce aux tapotements.
- Le mental avec les phrases qui sont verbalisées.
- L'émotionnel car vous vous concentrez sur l'émotion ressentie.

Résumé d'une séance d'EFT :

- Tapoter les « points karaté » en répétant les phrases d'introduction à voix haute.
- Puis tapoter tous les autres points dans l'ordre de la description, en répétant les phrases de rappel à voix haute.
- Inspirer et expirer lentement pour clore la séance.

L'HYPNOSE THÉRAPEUTIQUE

L'hypnose thérapeutique modifie notre état de conscience le temps de l'entretient avec l'hypnothérapeute.

Cet état modifié de conscience est aussi appelé « transe », il se situe entre l'état de veille et celui de sommeil.

L'état de transe se retrouve au quotidien dans notre vie, sans que nous en ayons conscience : lorsque nous conduisons sur une route que nous connaissons par cœur, lorsque nous regardons un film ou une émission à la télévision, lorsque nous nous baladons dans la nature seul et sans converser avec quelqu'un, lorsque nous sommes « dans la lune », lorsque nous lisons, lorsque nous fixons quelque chose d'un air détaché…

L'hypnose thérapeutique utilise les moments de « transe » afin d'activer sa capacité d'autoguérison à l'aide de suggestion prononcée par le thérapeute ou dans le cas d'autohypnose, par la personne elle-même.

L'hypnose part du principe que la majeure partie de nos maux et maladies prenne naissance dans notre inconscient.

Pour guérir, il est nécessaire de pénétrer cet inconscient et lui insuffler de nouvelles données positives, de le mettre à jour avec une vision plus juste qui correspond mieux aux valeurs de la personne.

L'inconscient est encombré d'idées reçues venues de la société, de la famille, de la culture, du passé. Ces concepts influencent, inconsciemment et au quotidien, nos actions, nos pensées. Ils génèrent des peurs, des phobies, des croyances limitantes qu'il est important de pouvoir dépasser pour être en accord avec sa vision du monde, ses propres capacités, ses réelles envies.

L'hypnose peut être utilisée pour réduire le stress, pour apaiser les angoisses liées au sommeil ou à l'endormissement.

La séance avec un hypnothérapeute est individuelle et elle dure environ une heure.

Point important : lors d'une séance d'hypnose, le patient reste toujours conscient de ses actes et de ses paroles, malgré le fait qu'il soit dans un état de transe.

LA SOPHROLOGIE

La sophrologie est une technique qui utilise la relaxation, la visualisation et la respiration afin d'harmoniser l'esprit et le corps.

À l'aide d'exercices s'adressant autant au corps, à la respiration qu'au mental, la sophrologie permet d'apaiser le stress et de revenir à la puissance de l'instant Présent.

La sophrologie ne soigne pas, à proprement parler, elle vise le bien-être général de la personne qui la pratique avec régularité. L'état de relaxation et de paix intérieure perdure au-delà de la séance de sophrologie. Plus on la pratique, plus cet état demeure en soi, ou plus vite cet état de calme intérieur peut revenir après un bouleversement émotionnel ou un stress.

La sophrologie est particulièrement indiquée pour apaiser les troubles du sommeil, le stress et même les douleurs physiques, sans avoir recourt à aucun traitement médicinal allopathique.

La sophrologie permet une détente corporelle grâce à la relaxation guidée qui se rapproche de la méditation guidée. Vous pouvez trouver des sophrologues qui pratiquent près de chez vous. Toutefois, vous pouvez aussi suivre facilement les séances de sophrologie en ligne, avec des sophrologues qui proposent certaines de leurs vidéos gratuitement sur Youtube.

Il existe des thématiques claires pour chaque séance de sophrologie : sommeil, anti-stress, lâcher prise…

En général, la sophrologie se pratique assis ou debout, en tenue confortable, les yeux fermés, en groupe ou en individuel.

La séance chez un sophrologue dure environ une heure. En ce qui concerne les vidéos mises en ligne, elles peuvent être beaucoup plus courtes.

La séance se déroule en commençant par conscientiser sa respiration, la ralentir afin de la rendre plus longue et complète. Ensuite, il y a des visualisations positives à faire, avec ou sans mouvement doux.

La plupart des sophrologues enregistrent la séance afin de vous donner cet enregistrement pour que vous le fassiez régulièrement chez vous.

LA MÉDITATION

La méditation est une technique de l'entraînement de l'esprit.

Le corps est immobile, et le méditant pose son attention sur un élément en particulier : sa propre respiration, son corps ou une partie spécifique de son corps, les sons qui l'entourent, les odeurs, une image mentale fixe, un objet à regarder fixement, l'Instant Présent...

La méditation vient du latin « meditare » qui signifie « contempler ».

Ainsi, il existe une multitude de méditations différentes.

L'effet bénéfique de la méditation est un retour au calme physique, émotionnel et mental, peu importe les situations que l'on traverse.

Dans le cas du stress, des troubles du sommeil ou de l'endormissement, méditer est une excellente alternative naturelle, gratuite et universelle.

La séance peut durer de cinq à vingt minutes, si vous le souhaitez. Même courte, la méditation est toujours bénéfique pour apaiser les tensions du corps et calmer un mental agité.

Vous pouvez pratiquer la méditation de pleine conscience, la méditation transcendantale, zen, vipassana, méditation avec ou sans mantra...

Vous pouvez trouver des groupes de méditation proche de chez vous, mais vous pouvez aussi visionner des vidéos sur internet, et très vite, le pratiquer seul chez vous dès que vous en ressentez le besoin.

Au calme, dans un lieu silencieux si possible, avec une tenue confortable, les yeux fermés ou mi-clos, couché ou assis à-même le sol, sur un coussin ou une chaise (le dos toujours bien droit), la méditation peut se pratiquer à toute heure de la journée ou de la nuit. Certaines méditations se font debout ou en marchant.

Chacun peut tester diverses méthodes méditatives afin de voir celles qui lui conviennent le mieux.

Qu'importe celle qui aura votre préférence, l'important est de la pratiquer quotidiennement. C'est ainsi que la méditation vous apportera ses bienfaits.

Ces méditations quotidiennes parviennent à vous détacher des pensées négatives, anxiogènes, délétères qui tournent en boucle dans votre mental. Ainsi, votre conscience et votre corps retrouvent le calme et la paix intérieure jusqu'à la prochaine « tempête » émotionnelle… Qui sera apaisée par une nouvelle séance de méditation en pleine conscience.

Ainsi, vous traverserez les épreuves et difficultés de la vie, avec confiance et sérénité et votre esprit parvient à garder une vision globale et relative des événements qui ne vous percutent plus de plein fouet.

La méditation permet de lâcher prise en douceur et de laisser passer vos pensées incessantes, sans s'agripper à celles-ci ni leur accorder d'attention ou d'importance.

Ainsi, vous pouvez même méditer avant de vous endormir, une fois allongé dans votre lit, lumière éteinte. Cette courte méditation vous rappelle de ralentir le rythme de votre respiration, de poser votre attention sur votre corps, sur le matelas sur lequel il repose, sur la douceur de la température, sur le bien-être de ce moment présent.

La méditation est un pont qui vous mènera à l'endormissement.

Je vous conseille d'utiliser le « *Petit Livre des Mantras à Murmurer* » qui est idéal pour associer un mantra à chacune de vos méditations.

GYMNASTIQUE DOUCE

Le tai-chi, le qi gong et les cinq rites tibétains sont différentes techniques de gymnastique douce pour palier au stress et au trop-plein d'énergie qui nous empêchent de trouver le sommeil.

Ces pratiques sont placées dans le chapitre des « RACINES » qui soignent l'âme humaine, car au-delà des mouvements souples et harmonieux que le corps exécute, il y a un travail de lâcher prise pour le mental pendant ces séances.

Telle une méditation, le tai-chi, le qi gong ou les cinq rites tibétains sont une sorte de yoga qui allie le corps, les émotions et le mental pour les aligner naturellement.

Ces exercices durent de cinq à trente minutes environ. Vous pouvez facilement les instaurer dans votre routine quotidienne car ils ne sont ni énergivores ni chronophages. Pour autant, les bénéfices qu'ils apportent au corps physique, émotionnel et à l'âme sont indéniables !

L'enchaînement des cinq mouvements du rite tibétain donne de l'énergie, donc il est plutôt à réaliser le matin, de préférence à jeun.

Tandis que le tai-chi et le qi gong peuvent être réalisés à n'importe quel moment de la journée. Il vous suffit d'une courte pause de cinq à dix minutes, debout, en tenue confortable, dans votre chambre, votre salon ou le jardin, en musique ou dans le silence.

Vous trouverez facilement des exercices en ligne, sur Youtube. Ceux-ci sont gratuits, illimités et disponibles à tout moment de la journée.

Vous pouvez aussi suivre des cours avec un professionnel et d'autres élèves. Cela donnerait une impulsion bénéfique pour débuter en la matière, et une motivation accrue en raison des heures de cours à respecter et à honorer.

LA RESPIRATION DU PRÉSENT

Chaque soir, lorsque vous êtes couché dans votre lit, prêt à commencer votre nuit, ralentissez votre respiration. En effet, nous avons tous l'habitude d'exécuter une respiration « d'urgence » … C'est à dire que nous respirons beaucoup trop vite, comme si nous étions toujours en alerte, prêts à partir en courant ou à affronter un probable danger. Nos poumons ne travaillent qu'à un tiers, voire un quart de leurs capacités. Cela se fait de manière automatique et inconsciente. À vous de remettre de la conscience là-dessus en portant votre attention sur votre respiration au moment du coucher mais aussi dès que vous y pensez la journée.

Ralentissez donc votre respiration puis surtout poursuivez-la au-delà de ce que vous faites d'ordinaire, remplissez vos poumons jusqu'à leurs capacités maximales ! Vous découvrirez que vous pouvez aller bien au-delà de ce que vous faites d'habitude.

Ce sera la même chose pour l'expiration : expirez jusqu'à ce que vos poumons soient complètement vides. Puis recommencez autant de fois que vous le pouvez.

L'effet bénéfique d'une telle respiration est une détente musculaire mais aussi mentale. Tout votre corps se décrispe et un bien-être apaisant vous envahit.

Pendant que vous respirez lentement, répétez mentalement le mot « PRÉSENT ». Ainsi vos pensées cessent de voyager dans le passé ou vers le futur.

Ni remords, ni crainte de ce qui pourrait, un jour, arriver.

Vous êtes en paix ici et maintenant.

Voilà ce qui s'appelle « La respiration du Présent ».

PERSÉVÉRANCE

Vous êtes au début de votre parcours de guérison ! Le corps et la matière physique prennent du temps pour enraciner les changements d'habitudes et les soins qu'on leur prodigue. Aussi ne vous découragez pas trop vite si les résultats positifs tardent à se faire voir.

De toute manière, la gymnastique de la langue, quelques séances de kinésithérapie pour apaiser les tensions des muscles maxillo-faciaux, la méditation, la respiration lente, complète et en conscience, la sophrologie, les huiles essentielles, tout cela est bénéfique pour votre corps et votre santé en général.

Même une fois complètement guéri du bruxisme, poursuivez dans cette voie et faites travailler votre langue en une douce gymnastique, offrez-vous quelques séances de massages du visage et du crâne, réservez-vous une séance de méditation quotidienne.

Vous n'en serez que plus fort et votre corps vous le rendra au centuple par une santé de fer et une énergie fluide et abondante !

LÂCHEZ PRISE !

Maintenant que vous avez fait tout ce qui est en votre pouvoir pour venir à bout du bruxisme, de ses causes et ses symptômes, vous pouvez lâcher prise sur le résultat. Ce dernier n'est plus de votre ressort.
Vous avez fait votre part du « travail » de guérison. Maintenant, faites confiance en votre corps et en la vie !
Aimez votre corps, aimez la vie, même si les résultats se font attendre, même si tout ne se déroule pas comme vous l'espérez.
Patience et lâcher prise sont les maîtres mots d'une excellente santé et d'un mental au top !

DANS LA COLLECTION « QUI SUIS-JE ? » :

Introverti - Extraverti

Toxique - Empathique

AUTRES OUVRAGES DE L'AUTEUR :

Le dernier conte
— Be Light Editions

La licorne de Nazareth
— BOD Editions

L'éveil de la rose : En quête d'une sexualité consciente.
— BOD Editions

La sirène abyssale
— BOD Editions

Jack l'Éventreur n'est pas un homme
— BOD Editions

Mon cahier de Mantras à colorier
— BOD Editions

D'Homo Sapiens à Homo Deus : Comment finaliser l'évolution de l'humain ?
— BOD Editions

Le petit livre des Mantras à murmurer
— BOD Editions